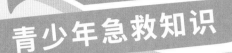

青少年急救知识

常见疾病的预防

《青少年急救知识》编委会 编

U0251378

本书编委会

主　　编：曹钰

分册主编：唐时元　陈传熹

编　　委（排名不分先后）：

胡　旭　　段力耕　　刘纪宁　　王才宏　　王　英　　刘　鹏

蒋耀文　　姚　鹏　　何亚荣　　曹莉萍　　高永莉　　姜静媛

张建娜　　朱姝姮　　唐　全　　沈星佐　　邹　鑫　　孙作煦

李林峰　　徐格芮　　陈长志　　李鸿钊　　刘兴远　　吴志云

陈　瑾　　李建花　　陈娅兰

特别感谢：张曹东　　陈柯羽　　彭子洋　　唐沐邑　　刘安凯
　　　　　蒋铠鸿　　蒋铠丞　　文润曦　　唐大惟

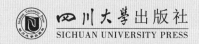

四川大学出版社
SICHUAN UNIVERSITY PRESS

图书在版编目（CIP）数据

青少年急救知识．常见疾病的预防 / 《青少年急救
知识》编委会编．— 成都：四川大学出版社，2023.10
ISBN 978-7-5690-6396-7

Ⅰ．①青… Ⅱ．①青… Ⅲ．①常见病－预防（卫生）－
青少年读物 Ⅳ．① R459.7-49

中国国家版本馆 CIP 数据核字（2023）第 197014 号

书　　名：青少年急救知识：常见疾病的预防
　　　　　Qingshaonian Jijiu Zhishi:Changjian Jibing de Yufang
编　　者：《青少年急救知识》编委会

选题策划：梁　平　杨　果
责任编辑：梁　平
责任校对：倪德君
装帧设计：裴菊红
责任印制：王　炜

出版发行：四川大学出版社有限责任公司
　　　　　地址：成都市一环路南一段 24 号（610065）
　　　　　电话：（028）85408311（发行部）、85400276（总编室）
　　　　　电子邮箱：scupress@vip.163.com
　　　　　网址：https://press.scu.edu.cn
印前制作：四川胜翔数码印务设计有限公司
印刷装订：四川盛图彩色印刷有限公司

成品尺寸：185 mm×260 mm
印　　张：4
字　　数：56 千字

版　　次：2023 年 11 月 第 1 版
印　　次：2023 年 11 月 第 1 次印刷
定　　价：36.00 元

本社图书如有印装质量问题，请联系发行部调换

版权所有 ◆ 侵权必究

扫码获取数字资源

四川大学出版社
微信公众号

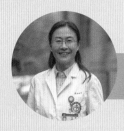

主编：曹钰

主任医师，博士研究生导师，四川大学华西医院急诊科／急诊医学研究室主任，美国托马斯杰斐逊大学医院访问学者，中华医学会急诊医学分会副主任委员、人文学组组长，中国医师协会急诊医师分会副会长，四川省卫生计生领军人才，四川省医师协会急诊医师分会会长，四川省医学会急诊医学专业委员会候任主任委员，四川急诊专科医联体主席。荣获中国教科文卫体工会全国委员会"全国医德楷模"称号，获评"第十一批四川省学术和技术带头人"，入选2021年度"天府青城计划"天府名医项目，全国校园急救教育试点工作办公室认定全国首批学校急救教育专家，负责四川省学校急救教育工作的规划与推进。

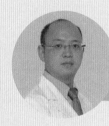

分册主编：唐时元

四川大学华西医院急诊科副主任医师，国家一流本科课程主讲人，四川省急诊医师协会委员兼秘书，四川省医院管理协会急救管理分会副秘书长，四川省人工智能学会理事，四川省医学会灾难医学分会青年委员会副主任委员，美国灾难生命支持培训课程认证导师，美国心脏协会（AHA）基础生命支持／高级心血管生命支持（BLS/ACLS）课程认证导师。

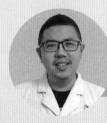

分册主编：陈传熹

四川大学华西医院急诊科医师，从事急诊急救医疗教学工作11年，擅长急危重症和急症的临床诊治，长期参与国家级和省级继续教育项目、美国心脏协会（AHA）基础生命支持／高级心血管生命支持（BLS/ACLS）课程的组织及培训工作。

目录

1 了解传染病 1

2 接种疫苗的常识 7

3 预防感染寄生虫病 13

4 过敏怎么办 19

5 哮喘发作怎么办 25

6 胸痛要警惕 29

7 晕厥怎么办 33

8 低血糖怎么办 38

9 糖尿病的危害 44

10 远离艾滋病 50

唐医生

爸爸

妈妈

小森

小峰

小亮

小雪

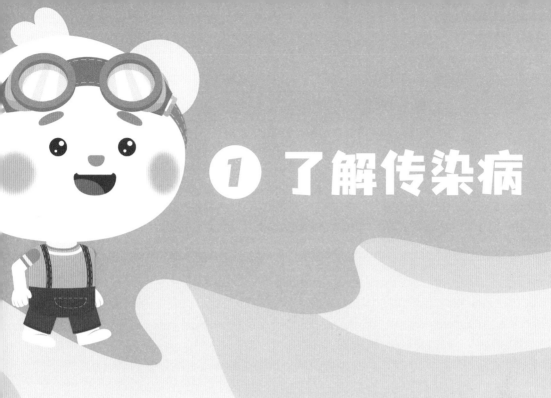

1 了解传染病

传染病是指具有传染性，能够在人与人、动物与动物、动物与人之间相互传播的疾病。

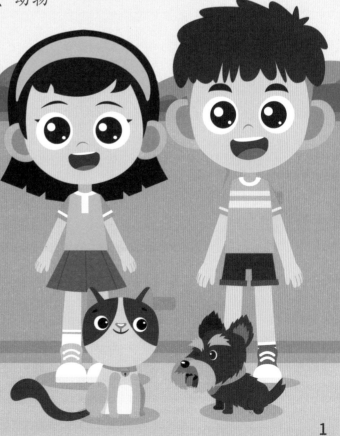

传染病的危害

不同的传染病症状不同，危害不同，但它们都具备传染性，如果不加以防控，将会在一定时空范围内进行传播，波及全国甚至全球。

历史上的传染病

在人类历史中，发生过多次大规模传染病，累计造成上亿人的死亡。

鼠疫

1347 年至 1353 年发生了席卷整个欧洲的鼠疫。患者皮肤出现许多黑斑，死亡过程极其痛苦，以至于人们把它叫作"黑死病"。这场瘟疫夺走了超 2500 万欧洲人的性命，约占当时欧洲总人口的 1/3。

天花

天花是由天花病毒引起的一种烈性传染病，致死率极高，未接种疫苗的出血性天花死亡率高达 97%。15 世纪末，欧洲人踏上美洲大陆时，将天花带进了美洲，造成大量美洲原住民死亡。

天花是在全世界范围内，除实验室保留外，已经被人类消灭的一种传染病，1980 年，世界卫生组织正式宣布消灭天花。

霍乱

霍乱是由霍乱弧菌感染引起的烈性肠道传染病，通过污染的水或食物感染人体。其特点是发病速度快，会造成人体剧烈腹泻、呕吐，以及由此引起脱水、电解质紊乱和肌肉痉挛，严重者可发生循环衰竭甚至死亡。世界史上一共暴发过7次霍乱，每次都从公共卫生较差的国家或地区产生，且传播速度极快。

疟疾

疟疾是一种由蚊子传播的威胁生命的寄生虫疾病，是现今依旧在全球普遍流行的传染病之一。全球大约40%的人口受疟疾威胁，每年约有3亿～3.5亿人感染疟疾，110万人因疟疾死亡，每天有3000名儿童因患疟疾而失去生命。

 **常见的传染病**

《中华人民共和国传染病防治法》将传染病分为甲、乙、丙三类。

甲类传染病 鼠疫、霍乱。

乙类传染病 病毒性肝炎、麻疹、狂犬病、肺结核、疟疾、梅毒、艾滋病等。

丙类传染病 流行性感冒、流行性腮腺炎、麻风病、手足口病等。

国务院卫生行政部门根据传染病暴发、流行情况和危害程度，可以决定增加、减少或者调整乙类、丙类传染病病种并予以公布。

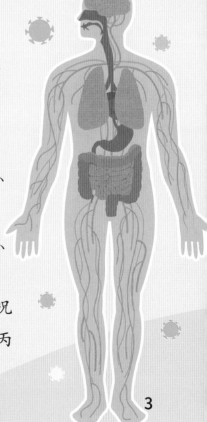

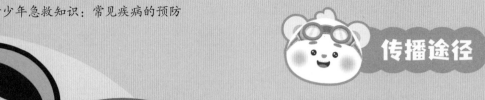

传播途径

传染病的传染方法多种多样，包括空气传播、接触传播、母婴传播、粪口传播、体液传播、虫媒传播等。

病原体

病原体指可造成人或动植物感染疾病的微生物（包括细菌、病毒、真菌等）、寄生虫或其他媒介。

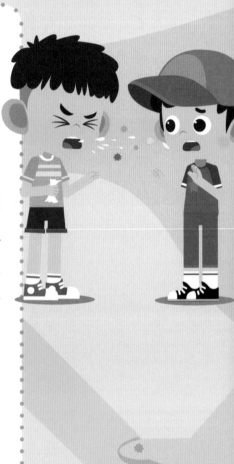

空气传播

空气传播指病原体从传染源排出后，在空气中持续存活一段时间，其间感染新的宿主，其中最常见的就是飞沫传播。

飞沫传播指含有大量病原体的飞沫在患者呼气、打喷嚏、咳嗽时经口鼻排入环境。大的飞沫迅速降落到地面，小的飞沫在空气中短暂停留，因此，飞沫传播只能传染周围一定范围的密切接触者。这种传播方式在拥挤的公共场所如车站、教室、会场等较易发生。

接触传播

接触传播指人直接或间接接触病原体而造成感染。

母婴传播

母婴传播也称垂直传播，指病原体通过胎盘、产道或哺乳由亲代传给子代。

粪口传播

粪口传播指病原体随患者或带菌者的粪便排出，又通过各种途径再被宿主经口食入的疾病传播途径，主要分为水源传播和食物传播。

水源传播：指病原体从传染源排出后，通过水进而侵入新宿主的过程。水源传播的方式主要包括饮用水污染和接触脏水。

食物传播：指病原体从传染源排出后，随食物侵入新宿主的过程。当食物本身被污染又再次被食用后，可引起传染病的传播。

体液传播

体液传播指通过各种体液接触造成传染疾病的一种传播途径，体液包括唾液、尿液、精液、阴道分泌物、腹水等。能通过体液传播的疾病也都可以通过血液进行传播，比较常见的有乙肝、丙肝、艾滋病。

虫媒传播

虫媒传播指病原体通过昆虫或其他节肢动物传播，引起宿主感染，如蝇传播痢疾、蚊传播疟疾等。

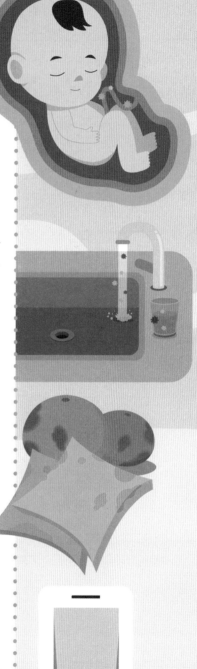

如何避免传染病

保持个人卫生

勤洗手、勤洗澡、勤换衣，保持个人卫生干净整洁。

保持环境卫生

将居住环境打扫干净，不留卫生死角，不堆积垃圾。

保证饮食卫生

不喝生水，不吃脏的食物，饭前便后要洗手。

做好防护

到人员密集场所时，佩戴好口罩，保持人与人之间的距离。

有效隔离

当自己生病时，主动做好隔离，佩戴好口罩，特别是到医院就医时，为了他人和自己，更应做好防护。

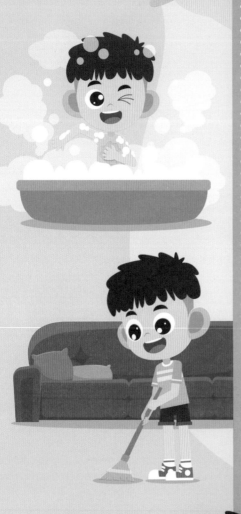

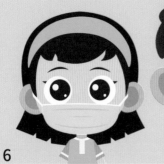

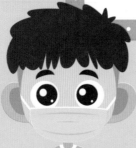

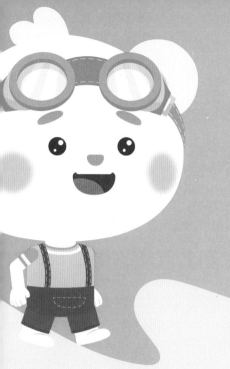

2 接种疫苗的常识

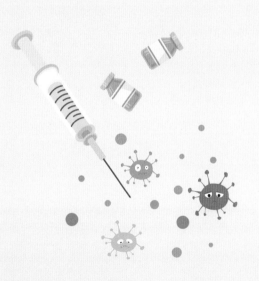

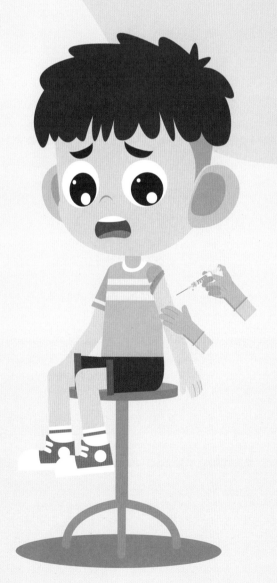

疫苗是能使机体产生免疫力的病原体制剂，用于预防接种，如麻疹疫苗、乙肝疫苗等。

疫苗的原理

疫苗主要是将病原体，经过人工减毒、灭活等处理，制成用于预防传染病的主动免疫制剂。

疫苗既保留了病原体刺激机体免疫系统产生免疫记忆的特性，又不会对机体造成实质性的损害。

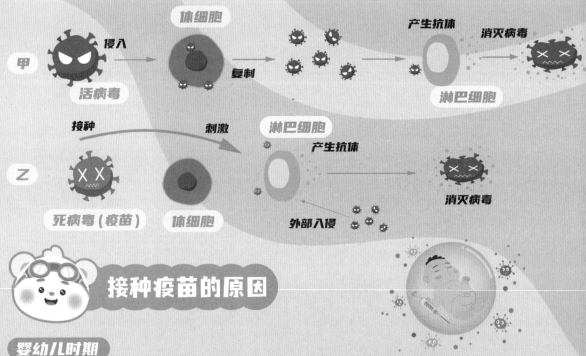

接种疫苗的原因

婴幼儿时期

婴幼儿时期，机体的免疫系统尚未发育完全，容易受到外界病原体的侵害，需要系统地进行疫苗接种，帮助婴幼儿增强免疫力。婴幼儿接种的疫苗多数为终生免疫的，完成接种后，不需要再补种。

特定传染病流行期

在特定传染病流行期间接种疫苗，可以在人体内诱导免疫系统生成抗体，以增强免疫力。当人体再次接触到相同的病原体时，免疫系统能够快速地识别并消灭它们，避免感染和发病。但流感疫苗具有时效性，随着时间流逝，人体内抗体浓度会不断下降，直到再次感染或接种疫苗。

 **常见的疫苗种类**

常见的疫苗有国家免疫规划的和非国家免疫规划的。前者由政府免费向公众提供，是每一位婴幼儿必须接种的；而后者则是公民自愿且需要自费接种的其他疫苗。

国家免疫规划疫苗

疫苗名称	疫苗作用	接种剂次和时间
乙肝疫苗	预防乙肝	出生后 24 小时内 /1 月龄 /6 月龄（3 剂）
卡介苗	预防结核病	出生时（1 剂）
脊髓灰质炎疫苗	预防脊髓灰质炎	2 月龄 /3 月龄 /4 月龄 /4 岁（4 剂）
百白破疫苗	预防百日咳、白喉、破伤风	3 月龄 /4 月龄 /5 月龄 /18 月龄 /6 岁（5 剂）
麻腮风疫苗	预防麻疹、流行性腮腺炎、风疹	8 月龄 /18 月龄（2 剂）
流脑疫苗	预防流行性脑脊髓膜炎	6 月龄 /9 月龄 /3 岁 /6 岁（4 剂）
乙脑疫苗	预防流行性乙型脑炎	8 月龄（2 剂，间隔 7 ～ 10 天）/2 岁 /6 岁（2 剂）
甲肝疫苗	预防甲肝	18 月龄 /24 月龄（2 剂）

非国家免疫规划疫苗 （部分）

疫苗名称	疫苗作用	接种剂次和时间
水痘疫苗	预防水痘、带状疱疹	12 月龄 /4 岁（2 剂）
狂犬病疫苗	预防狂犬病	被咬当天，被咬后第 3/7/14/28 天（5 剂）
出血热疫苗	预防流行性出血热	整体适用于 16 ~ 60 岁的人群，分别在第 1/8/29 天接种（3 剂）
乳头瘤疫苗	预防部分人乳头瘤病毒感染，降低女性患宫颈癌的概率	整体适用于 9 ~ 45 岁的人群，分别在第 1/2/6 个月接种，尽量在 6 个月内完成 3 次接种（3 剂）

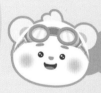 ## 接种疫苗的反应

每种疾病对应的疫苗并不相同，接种后的反应也不尽相同。

注射部位

可能会有红肿、疼痛、瘙痒等症状，主要是由于注射时针头扎进皮肤损伤毛细血管，注射后局部肌肤受到轻微损伤而引起，通常并不严重。

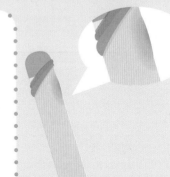

发热

发热是接种疫苗后的正常免疫反应，不需要特殊处理，一般 2～3 天可自行缓解。

胃肠道不适

疫苗可刺激免疫系统产生相应抗体，过程中可能引起胃肠道功能紊乱，出现恶心、呕吐、食欲不振、腹泻、腹痛等症状，1 周左右能自行消退。

过敏反应

如果人体对疫苗成分过敏，接种后可能出现皮疹、哮喘、休克等反应，因此，一旦出现皮肤瘙痒、呼吸困难、头晕等症状时，需及时告知医护人员。

其他反应

接种疫苗可能会出现全身乏力、肌肉酸痛、关节疼痛等表现，大多能自行缓解，也可遵医嘱对症治疗。

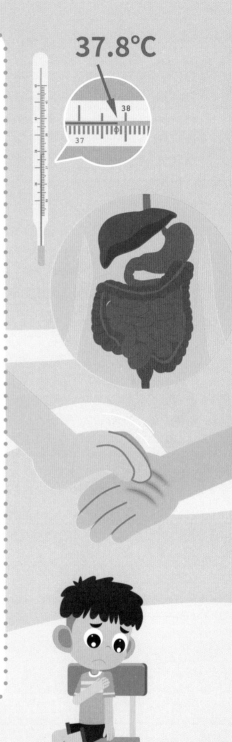

37.8℃

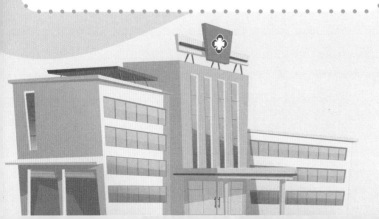

11

接种疫苗的注意事项

确认接种细节

咨询接种单位，确定接种的时间、流程以及需要携带的证件。

接种疫苗

如实告知医生自己目前的身体状况，并配合医生完成接种。

留观 30 分钟

接种完成后，用棉签轻轻按压接种部位直到不再出血，且要在接种处留观 30 分钟，避免出现严重的过敏反应。

接种处避免沾水

接种后 24 小时内不建议洗澡或进行剧烈运动，避免接种处因沾水或接触汗液导致感染。

控制饮食

接种后要避免食用辛辣刺激、寒凉或容易导致过敏的食物。

及时就医

若接种后出现的不良反应在 2 天后并未缓解或存在加重现象，建议及时就医处理。

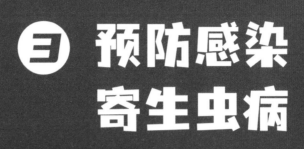

三 预防感染
寄生虫病

　　寄生虫是寄生动物的统称，是寄生在别的动物或植物体内或体表的动物。它们靠其他生物提供营养物质，维持生命。

　　寄生虫既可作为病原体引起寄生虫病，也可作为媒介传播疾病。

　　寄生虫病是指寄生虫侵入宿主，引起宿主组织细胞受损的病理状态。

13

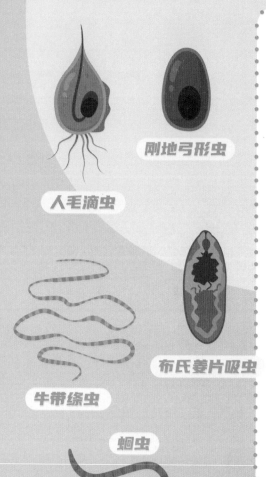

刚地弓形虫

人毛滴虫

布氏姜片吸虫

牛带绦虫

蛔虫

寄生虫的种类

常见的寄生虫可分为原虫、蠕虫和节肢动物。

原虫

原虫一般指原生动物，即最原始、最简单的动物，大多是单细胞动物，有的由多数个体组成群体生活。其包括人毛滴虫、口腔毛滴虫、疟原虫、刚地弓形虫、结肠小袋纤毛虫等。

蠕虫

蠕虫大致可分为三类：吸虫、绦虫和线虫。吸虫包括布氏姜片吸虫、肝片形吸虫等，绦虫包括牛带绦虫、猪带绦虫等，线虫包括蛔虫、钩虫等。

节肢动物

节肢动物指身体具有外骨骼、分节，有成对附肢的一类动物，包括昆虫纲的蚊、蝇、虱、蚤等，以及蛛形纲的硬蜱、软蜱、疥螨和尘螨等。

苍蝇

跳蚤

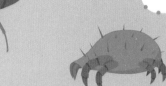

疥螨

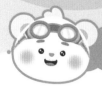

寄生虫的传播途径

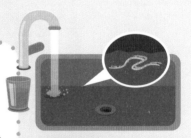

寄生虫会通过各种途径传播，导致人感染，主要的传播途径包括水源传播、食物传播、土壤传播、节肢动物传播、人体直接传播等。

水源传播

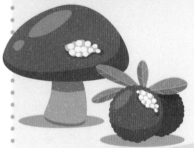

寄生虫的虫卵、幼虫等会污染水源，如果饮用了被污染的水，可能感染寄生虫。

食物传播

寄生虫会在蔬菜、水果等食物上产卵，如果未清洗干净，容易吃下虫卵造成感染；部分鱼、肉本身含有寄生虫，生食或未彻底煮熟食用，也容易感染寄生虫。

土壤传播

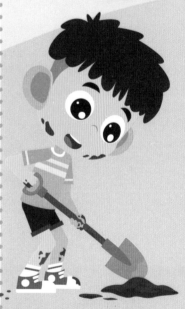

蛔虫、鞭虫、钩虫的虫卵需要在土壤中发育为感染性卵或幼虫，人接触土壤后再经口或皮肤感染。

节肢动物传播

某些寄生虫可以通过节肢动物传播，人被携带寄生虫的节肢动物叮咬后，可能感染寄生虫。

人体直接传播

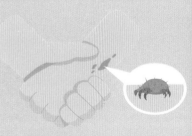

可通过人与人直接接触传播，如疥螨等。

寄生虫的危害

寄生虫的危害主要包括其作为病原体引起寄生虫病和作为媒介传播疾病两方面。

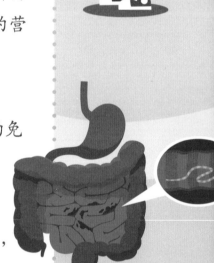

作为病原体

造成营养不良

寄生虫在宿主体内生长、发育和繁殖所需的物质主要来源于宿主，它们会夺取宿主的营养，最终导致宿主营养不良。

造成炎症

寄生虫作为外来病原体，可激活机体的免疫系统，造成各类炎症反应。

导致组织坏死

部分寄生虫会侵入肝脏、大脑等器官，导致组织坏死，出现肝衰竭、头痛、癫痫、瘫痪等症状，严重时甚至导致死亡。

作为疾病传播媒介

寄生虫作为媒介时，可能导致疾病在人与人、人与动物之间传播，若不及时控制和消灭，可能会造成大面积的人群感染。

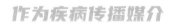

如何避免寄生虫感染

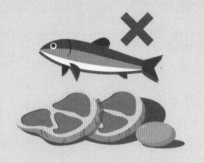

不吃生食，不饮生水

吃生食、饮生水最容易导致寄生虫感染，而寄生虫不能在高温环境下存活，所以把食物完全煮熟、把水煮开可以有效预防寄生虫感染。

生熟厨具不混用

生的食物上可能有寄生虫及它的虫卵，如果处理生食和熟食的厨具不分开，很容易导致寄生虫感染。

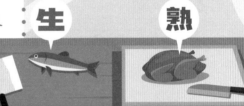

生　熟

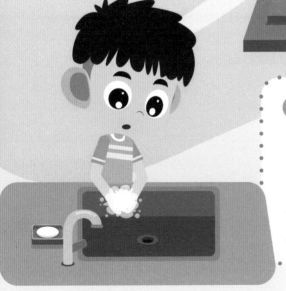

勤洗手

手经常接触各种东西，很容易感染病菌和寄生虫，因此一定要养成勤洗手的习惯，特别是饭前一定要洗手，且平时不要咬手指。

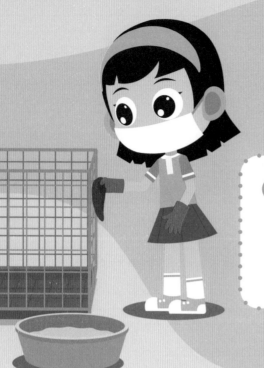

注意家庭环境卫生

注意家庭环境卫生，要经常打扫、杀虫，养宠物的家庭还要经常给宠物驱虫。

野外防护

到野外活动时尽量穿长袖长裤，减少皮肤裸露，防止蚊虫叮咬或意外划伤导致寄生虫感染。

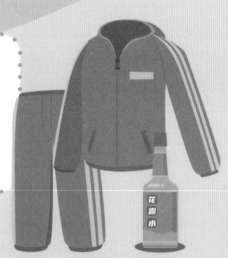

不到野外游泳

池塘、河沟的水里含有各种各样的寄生虫，到这些地方游泳容易感染寄生虫。

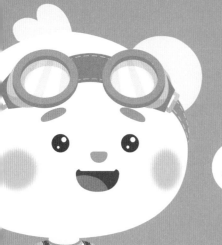

④ 过敏怎么办

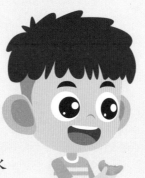

周末，家里来了很多客人，爸爸妈妈准备了丰盛的糕点和水果。

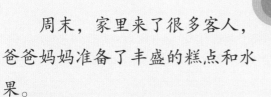

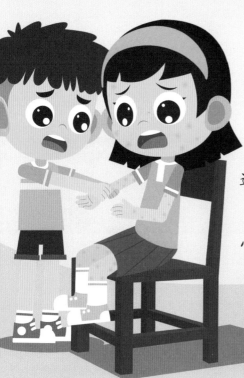

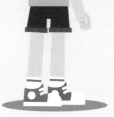

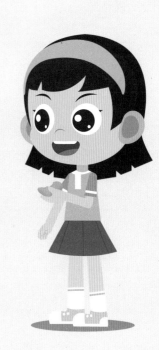

"芒果好甜啊，你也尝一个。"小森边吃芒果边对小雪说。

"这是我第一次吃芒果，真的很甜呢。"小雪咬了一口芒果，笑着说。

"我的脸好痒呀，手上怎么这么多红点呀？"小雪难受地说。

过敏的症状

当人体接触到某些外来物质时出现不正常反应的现象叫作过敏。过敏反应比较复杂，根据过敏的程度不同，症状表现也有较大差异。

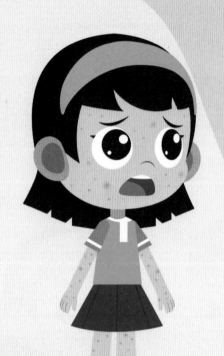

轻度过敏 表现为局部皮肤轻微的瘙痒、红斑，流鼻涕。

中度过敏 可伴有全身瘙痒、皮疹，以及喉头水肿、恶心、呕吐、腹泻等症状。

重度过敏 可能出现喉头水肿、呼吸困难、休克、心脏骤停等症状。

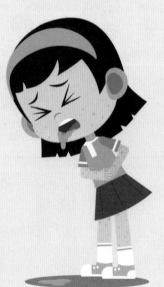

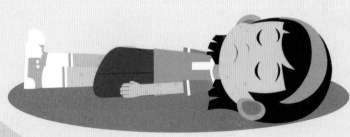

 **过敏的原因**

引起过敏的物质，我们称之为过敏原。过敏原首次进入机体后，会使机体产生抗体，当过敏原再次进入机体后，会与机体内的抗体结合，使机体发生一系列过敏反应。

常见的过敏原主要分为食入性过敏原、吸入性过敏原、接触性过敏原和注入性过敏原。

食入性过敏原

食入性过敏原指吃进去的物质，主要包括动植物蛋白，如花生、大豆、牛奶、鸡蛋等，以及海鲜、坚果等。

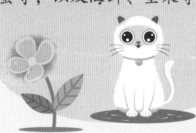

吸入性过敏原

吸入性过敏原指通过呼吸道进入人体的物质，如花粉、尘螨、动物皮毛等。

接触性过敏原

接触性过敏原指日常接触皮肤的物质，如化妆品、洗发水、橡胶等。

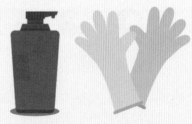

注入性过敏原

注入性过敏原指通过注射途径进入体内的物质，多为药物注射和昆虫蜇咬，能引起过敏反应的昆虫主要有蜜蜂、马蜂、蚂蚁、蚊子等。

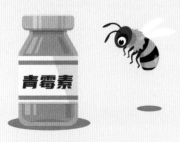

青霉素

过敏的危害

过敏对身体的伤害因其严重程度而异。

发生轻度过敏时，皮肤会出现红疹、红斑和瘙痒，通常持续时间较短。

发生中度或重度过敏时，如果不及时治疗，会造成各组织、器官的功能失调。积累到一定程度时会对患者的组织、器官形成损害，甚至危及生命。

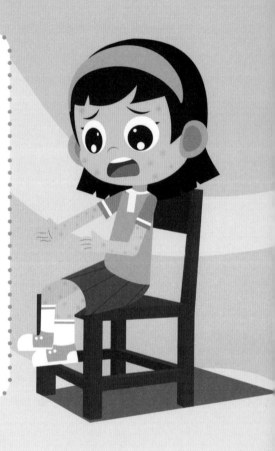

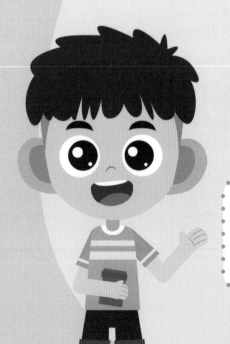

处理原则

过敏是紧急的医疗情况，尽快远离过敏原，根据情况接受抗过敏治疗。

 救助方法

远离过敏原

发生过敏反应时，立即远离过敏原，如吐掉食物、捂住口鼻离开当前环境、脱掉橡胶手套等。

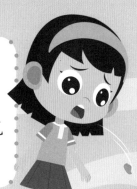

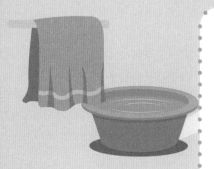

清洁皮肤

若过敏伴有皮疹、瘙痒等皮肤状况，应保持局部皮肤的清洁干燥。清洗时选择清水，避免使用香皂、沐浴露等清洁用品，减少皮肤表面的刺激。

防止抓挠

过敏患者要时刻注意，不能用手抓挠皮肤表面有皮疹、瘙痒的地方。

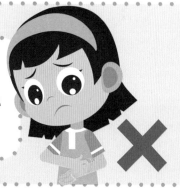

尽快就医

若出现腹泻、呕吐、呼吸困难等症状，应立即拨打120急救电话，等待救援。

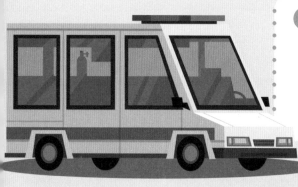

避免再接触过敏原

对于食入性过敏原引起的过敏，避免再次食用；对于吸入性过敏原引起的过敏，出门时正确佩戴口罩；对于接触性过敏原引起的皮肤过敏，可通过佩戴套袖、穿长袖衣服等方式减少皮肤暴露。

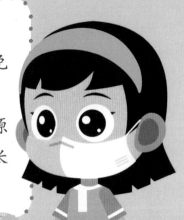

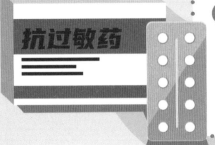

随身携带抗过敏药

有过敏病史的情况下，出行时随身携带抗过敏药，出现过敏症状时及时服用。

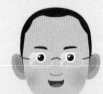

小贴士

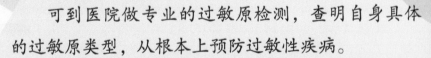

可到医院做专业的过敏原检测，查明自身具体的过敏原类型，从根本上预防过敏性疾病。

如果容易发生过敏反应或得过过敏性疾病，但又找不到发病原因，这样的人很可能是"过敏性体质"。"过敏性体质"的人在生活中更应该注意，要均衡饮食、做好日常生活用品的清洁，正确选用护肤品，锻炼身体，出行做好防护，随身携带治疗过敏的药品。

5 哮喘发作怎么办

　　哮喘是以呼吸道慢性炎症为特征的疾病，通常出现呼吸气流受阻的情况，导致反复发作的喘息、气促、胸闷或咳嗽等症状。多在夜间或清晨发作，多数患者可自行缓解或用药后缓解。

　　哮喘如果诊治不及时，可能造成严重的呼吸衰竭，甚至死亡。

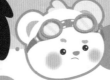

哮喘发作时的症状

患者呼吸困难，常常伴有咳嗽，呼气时发出哮鸣音，面部及口部出现青紫色。

严重时，还会伴随四肢乏力、身体发热、出汗增多等症状，同时会出现焦虑和烦躁情绪，心率异常增快。

哮喘的原因

遗传因素和环境因素是哮喘患者发病的主要原因。遗传只决定患者的过敏性体质，即容易发生哮喘，而是否发病则与环境因素有很大关系。

遗传因素

哮喘具有明显的遗传性，具有家族聚集的现象。

环境因素

环境因素较多且复杂，如宠物毛发、花粉、油漆、食物、药物等。除此之外，大气污染、吸烟、运动、肥胖等也可能引起哮喘。

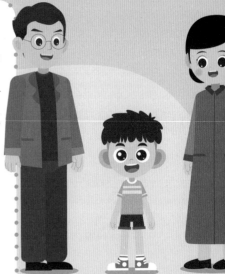

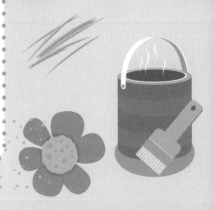

哮喘的危害

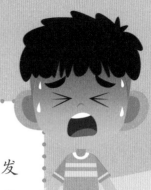

影响生活质量

哮喘患者由于病情影响，时常频繁地咳嗽，且多发于夜间，影响睡眠；同时，哮喘患者需要放弃一些日常活动，如体育运动等。

缺氧

哮喘严重发作时，会导致通气不足，影响正常的呼吸，有可能导致呼吸衰竭和呼吸骤停，造成缺氧症状。

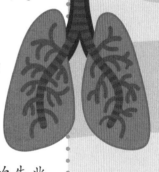

加重其他疾病

哮喘患者容易患上其他呼吸系统疾病，如肺炎、支气管炎等，严重影响身体健康。

危及生命

猝死是哮喘最严重的并发症，一般没有明显的先兆症状，一旦发生，往往来不及抢救就会导致死亡。

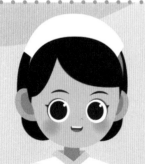

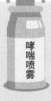

处理原则

哮喘是一种长期慢性疾病，难以快速根治，治疗目标以控制病情发作为主，需要坚持长期用药。

救助方法

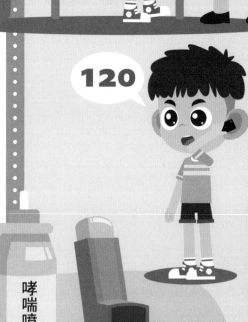

保持冷静

哮喘发作时，人会产生剧烈反应，呼吸困难，焦躁不安，此刻应当保持冷静，尽量平复心情，减少恐惧，保证呼吸，尽力让自己呼吸平稳。

尽快就医

哮喘发作时应立即向120求救，到医院就医。

常备药物

在医生的指导下，规范地使用哮喘药物。根据医嘱，准备长期控制和缓解急性期症状的药物，并随身携带和放置在明显位置。

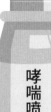

哮喘喷雾

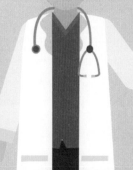

小贴士

哮喘虽然较难根治，但是可以尽量避免发作，如避免诱发因素，避免接触过敏原，尽量不要着凉感冒。同时，哮喘患者应注意自身情况，避免剧烈的情绪波动诱发哮喘。

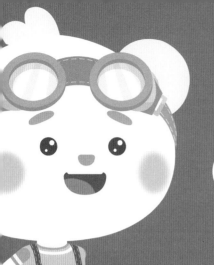

⑥ 胸痛要警惕

课外活动课上，同学们都在自由活动，小森和小峰在跑步。

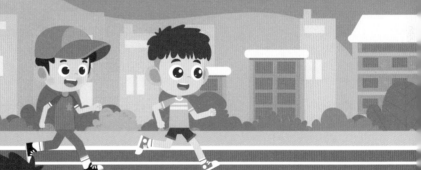

"我们比比看，谁跑得更快啊。"小森兴奋地说。

"比就比，谁怕谁！"小峰边说边加速跑起来。

"啊，好痛！"小峰突然表情痛苦地停下来，用手捂着胸口。

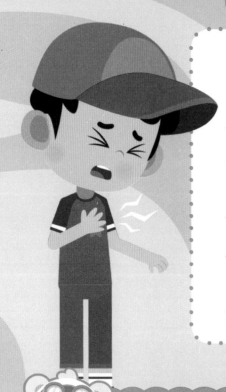

胸痛的症状及原因

通常将发生在颈部以下、肋骨下缘以上的胀痛、绞痛、针刺样痛或刀割样痛认为是胸痛。

引起胸痛的原因复杂多样，多数由胸部疾病引发，如冠心病、气胸、肋软骨炎、肌肉拉伤等；少数可由其他疾病引起，如带状疱疹、心理疾病等；极少数胸痛可能没有明确的原因。

胸痛的分类

按照发病时的危险程度，可将胸痛分为致命性胸痛和非致命性胸痛两大类。

致命性胸痛

多为突发性胸痛，可能由急性心肌梗死、急性主动脉病变、急性肺动脉栓塞、气胸等疾病引发，通常表现为胸部剧烈疼痛、有紧缩感、胸腔有针刺或撕裂的感觉，同时可能伴有呼吸困难、咳血等症状。

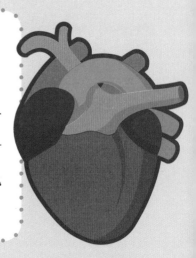

非致命性胸痛

可能由食管炎、肺炎、带状疱疹或心理疾病等引发，通常伴随别的症状或行为出现，如进食、咳嗽、运动或情绪激动时出现胸痛，当病症或行为停止，胸痛也会适当缓解。

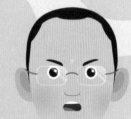

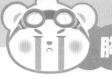

胸痛的危害

胸痛本身不会对人体造成明显伤害，但是引起胸痛的病因多种多样，有些病因如果不及时就医，可能会对人的健康造成威胁，甚至危及生命。

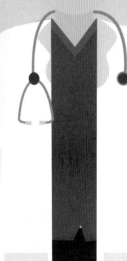

120

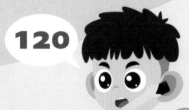

处理原则

停止一切活动，稍作休息，若症状没有缓解，立即拨打120急救电话；若症状缓解，应持续观察是否有复发。

救助方法

保持镇静

患者可以通过深呼吸调整自己的情绪，避免过度紧张和害怕，尽量保持镇静。

减轻心脏负担

患者要停止一切活动，尽量平躺下来，并适当将双脚抬高，促进身体的血液回流，减轻心脏的负担。

询问过往病史

若患者清醒，可询问患者是否曾有相关发病史，以及身上有无特效药，协助患者服用特效药。

尽快拨打电话送医

若患者痛感剧烈，且出现呼吸困难、咳血等症状，应立即拨打120急救电话，将患者送医治疗。

抢救患者

若患者出现心脏骤停，应立即进入心肺复苏流程。

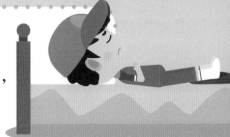

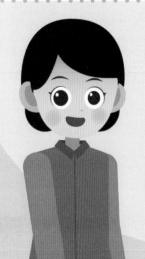

生活中不要熬夜和过度劳累，适当运动，多吃新鲜蔬菜和水果，养成健康生活的好习惯，可减少胸痛发作概率。

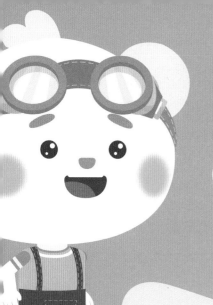

7 晕厥怎么办

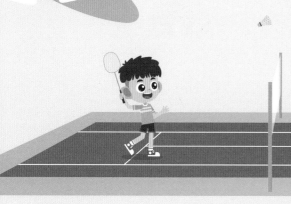

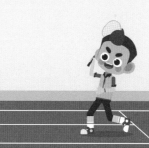

体育课上，同学们正在自由活动，小雪今天感觉不太舒服，头晕晕的，准备回教室休息。

她刚走过羽毛球场，眼前一黑，突然就倒了下去。

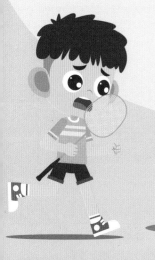

"小雪！你怎么了？"小森和小亮吓了一跳，都跑向了小雪。

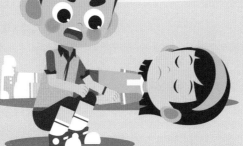

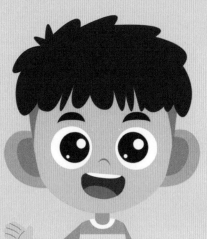

什么是晕厥

晕厥指短暂地失去意识和姿势控制的状态。

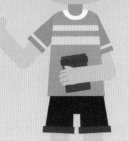

晕厥的原因

晕厥通常是由大脑血液、氧气、能量供应不足导致的，可以简单分为四类。

单纯性晕厥 原因较多，如长时间站立、缺乏睡眠、空气闷热、长时间洗热水澡、过度劳累、精神压力过大，都易引发晕厥。

低血糖晕厥 多因饥饿或营养不良引起。

心源性晕厥 主要由心律失常等因素引起，是较危险的晕厥类型。

神经源性晕厥 主要由脑血管疾病引起，如脑出血等，是较危险的晕厥类型。

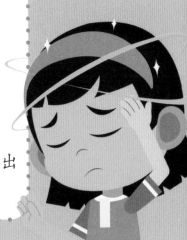

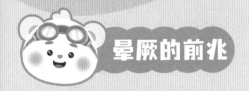

晕厥的前兆

晕厥往往有前兆，患者发作前会感到头晕、眼前发黑、心慌、胸闷、恶心、出冷汗、全身无力，在持续一小段时间后突然倒下，失去意识。此时患者会出现面色苍白、四肢发冷、血压下降的症状。

晕厥的危害

晕厥是一种突发性、短暂性的问题，一般发病迅速，但恢复也较为迅速，多数患者可在数秒或数分钟内自行恢复，如果患者长时间不清醒，则不是晕厥，而是昏迷。

外部危险

由于晕厥发作十分突然，往往产生前兆几秒后就会发作，如果患者处于较危险的场景中，则可能因为自身丧失行动力而受到伤害，如掉进水池里、驾驶时丧失车辆控制能力、卷入大型机械中等。

心脑血管危险

如果发生心源性或神经源性晕厥，患者可能会出现心脏骤停、呼吸暂停等症状，需要立即对患者进行抢救，否则会造成患者缺氧窒息或脑死亡。

处理原则

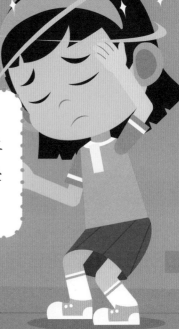

晕厥以预防为主，在日常生活中注意良好的饮食和生活习惯，一旦发生晕厥，需到医院排查病因。

救助方法

自我保护

当发现自己出现晕厥前兆，如头晕、眼前发黑、浑身发软时，应尽量做好姿态保护，如坐在椅子上、靠在墙边或缓慢蹲下，避免因晕厥而摔倒受伤。

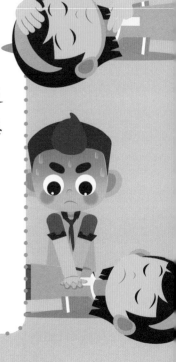

检查状态

当发现他人晕倒时，应及时确认患者气道是否通畅，并检查呼吸和脉搏是否正常，再检查患者是否有明显的外伤和出血。

实施抢救

如果发现患者气道、呼吸或脉搏有问题，立即进入心肺复苏流程。如果患者有明显外伤出血，可用干净衣服按压止血。

尽快送医

应第一时间拨打 120 急救电话送医并联系患者家人。在等待医护人员到来时，可垫高患者下肢，增加脑部供血。

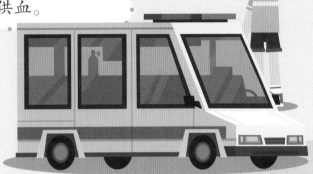

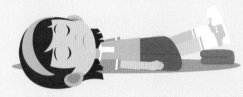

日常注意事项

饮食 按时进食，避免过度饥饿或暴饮暴食，减少油腻、辛辣和生冷食物的摄入，避免憋尿。

运动 保持运动习惯。避免长时间站立，避免久蹲后突然站起。

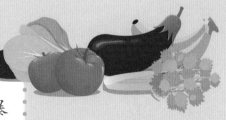

环境 避免长时间处于闷热潮湿的环境中，保持室内通风良好。

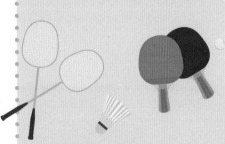

心情 控制自身情绪，避免大喜大悲，避免情绪出现较大起伏。

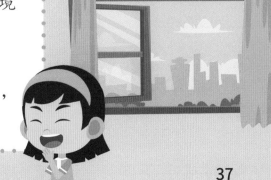

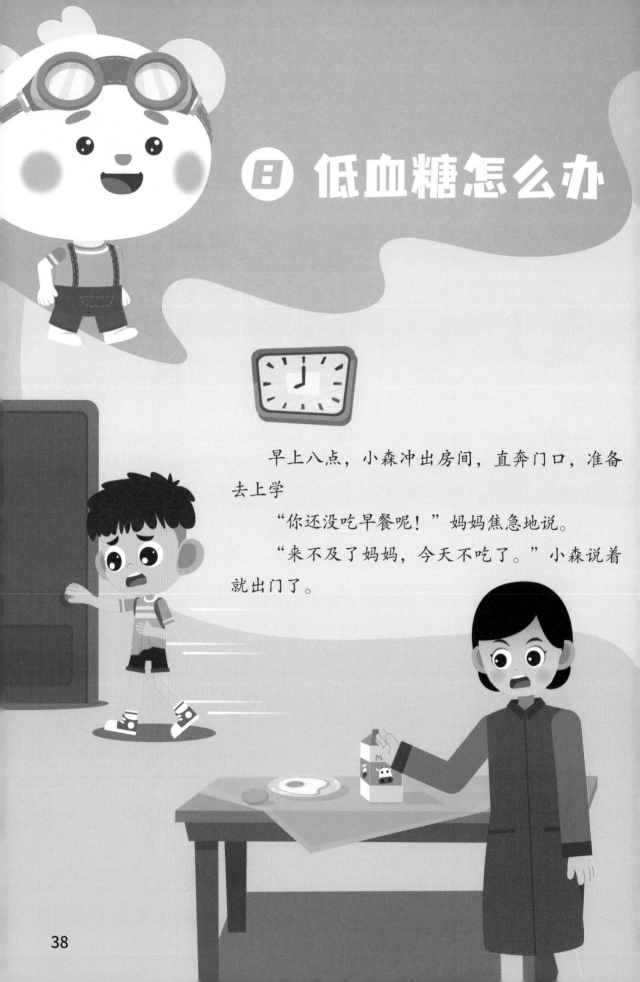

日 低血糖怎么办

早上八点，小森冲出房间，直奔门口，准备去上学

"你还没吃早餐呢！"妈妈焦急地说。

"来不及了妈妈，今天不吃了。"小森说着就出门了。

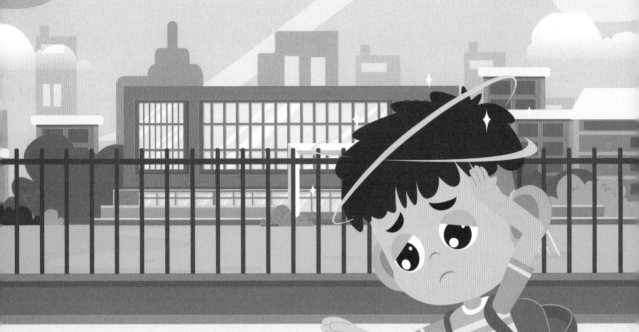

一路小跑到学校，还没到教室
门口，小森就感觉自己头晕眼花，
一下就倒在地上。

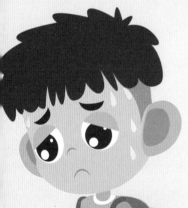

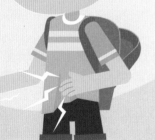

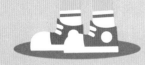

低血糖的症状

人体的血液中有很多葡萄糖，称为血
糖，血糖的作用是提供人体各组织细胞活
动所需的能量，保持机体的正常运作。

当人体内的血糖浓度低于机体最低需
求时，即为低血糖。低血糖通常表现为有
饥饿感、焦虑、乏力、颤抖、出汗、心率
过快、面色苍白等症状，严重时可能出现
视物模糊、意识不清、昏迷等情况。

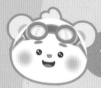

低血糖的原因

造成低血糖的原因多种多样，通常分为非疾病因素和疾病因素两类。

正常血糖范围在
3.9~6.1mmol/L（毫摩尔每升）

非疾病因素

饮食不当

不按时吃饭，或有挑食的习惯，会造成糖分摄入不足、身体缺乏营养的现象，从而引起低血糖的症状。

过度疲劳

日常的运动量较大，消耗的糖分过多来不及补充，也会使人出现低血糖的症状。

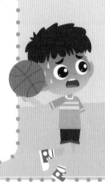

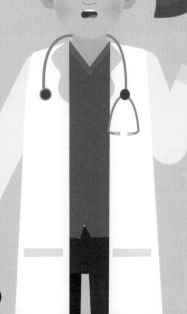

疾病因素

患有肝病、糖原贮积病等疾病的人，易导致代谢出现异常，进而引发低血糖症状。

糖尿病患者在治疗过程中，也容易出现低血糖。

疾病因素导致低血糖的机制较为复杂，若经常出现低血糖症状，应尽快到医院做详细的检查。

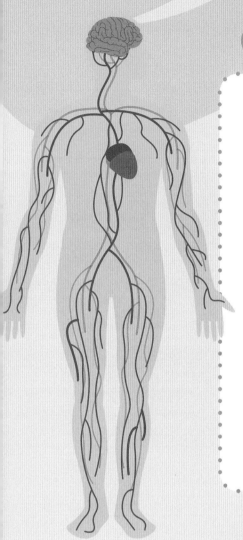

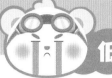 **低血糖的危害**

造成外伤

低血糖容易导致患者晕厥，发生跌倒，造成外伤。

诱发心脑血管疾病

低血糖容易诱发心绞痛、心肌梗死、脑梗死等心脑血管疾病。

损伤脑细胞

长期反复的低血糖发作，或持续低血糖昏迷，都会损伤脑细胞，严重时甚至导致死亡。

葡萄糖注射液

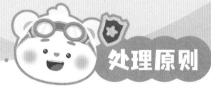 **处理原则**

当低血糖发作时，患者应立即补充糖分，缓解低血糖的症状。

尽早就医，排查低血糖病因。

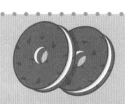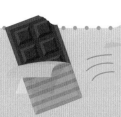

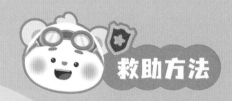

救助方法

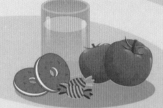

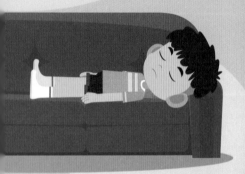

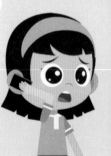

补充糖分

若患者清醒且可以吞咽，可给予糖果、含糖的饮品或食物，迅速提高患者的血糖，缓解症状。

躺下休息

当出现低血糖症状时，患者应该立即坐下或者躺下休息。

尽快送医

如果患者情况严重或者一直昏迷不醒，应立即拨打120急救电话，等待救援，同时注意给患者保暖。

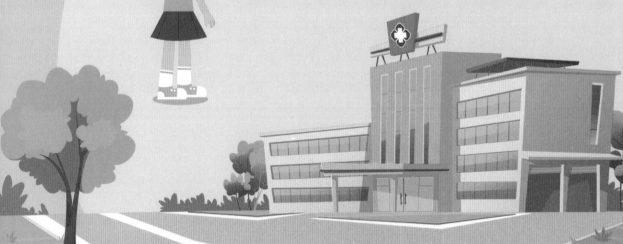

低血糖的预防

规律饮食

一日三餐，按时、规律饮食，可适当多吃一些能够有效提高血糖水平的食物。

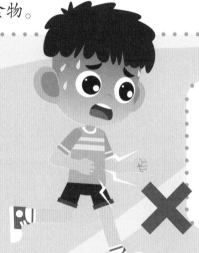

正确运动

避免劳累过度或运动过度，空腹时不要进行跑步、爬楼梯等剧烈运动。

携带糖果

随身携带糖果、巧克力等食物。在感到饥饿时，立即进食，提高血糖。

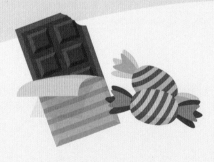

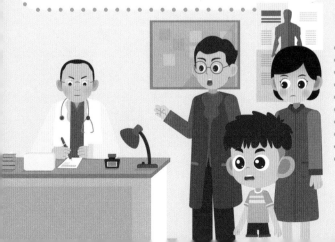

定期检查

定期到医院进行检查，更好地了解自身的状态，及时调整。

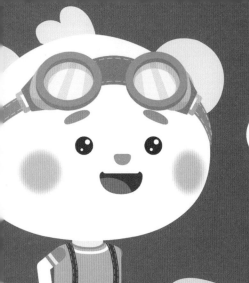

9 糖尿病的危害

糖尿病是一组因胰岛素分泌不足或胰岛素利用障碍而引起的碳水化合物、蛋白质、脂肪代谢紊乱性疾病，以高血糖为主要标志。

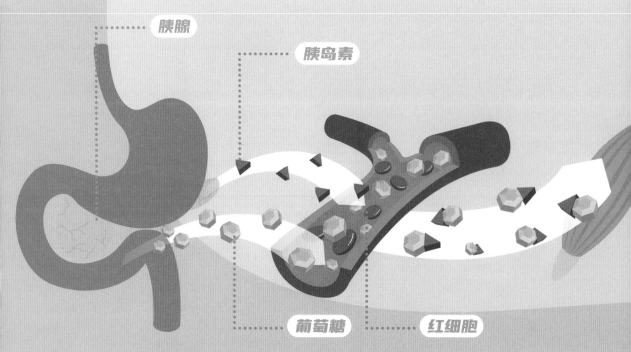

胰腺

胰岛素

葡萄糖　　　　红细胞

胰腺

什么是胰岛素

胰岛素是人体内分泌的一种蛋白质激素，它能促进葡萄糖的摄取和利用，是体内唯一能降低血糖的激素。

糖尿病的症状

糖尿病早期往往没有表现，患者可通过体检、血糖检查等发现患病；到了中后期，患者会出现多尿、多饮、多食、消瘦等症状。

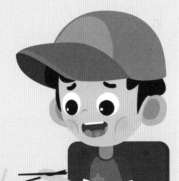

糖尿病的原因

引发糖尿病的原因尚不完全明确，总体来说，是由遗传因素和环境因素共同导致的。受二者影响，机体内的胰岛素分泌下降或胰岛素作用不敏感，导致血液中的葡萄糖不能被有效利用和储存，血糖不断升高，逐渐发展为糖尿病。

遗传因素

遗传因素会增加糖尿病患病概率，直系亲属中存在糖尿病患者时，后代患糖尿病的概率会明显增加。

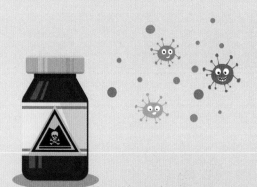

环境因素

环境因素包括病毒感染、化学毒物等外界因素，也包括进食过多、活动减少等个人因素。

糖尿病的危害

糖尿病一旦控制不好会引起血管、神经以及眼、肾、足等发生病变，且难以治愈，严重威胁患者的健康和生命。

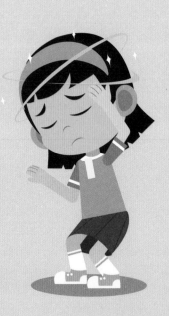

低血糖

糖尿病患者降糖药物使用不当、不规律进餐等都可导致出现头晕、颤抖等低血糖症状，严重时可能出现昏迷现象。

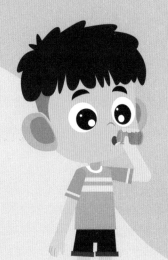

高血糖

早期表现为疲劳乏力、口渴、多饮多尿、食欲减退等症状，逐渐出现严重脱水、嗜睡甚至昏迷，威胁生命。

血管神经病变

长期高血糖是心脑血管疾病的高危因素，如脑梗死、冠心病等；还可能引起机体神经病变，出现视网膜病变、糖尿病肾病、糖尿病足等。

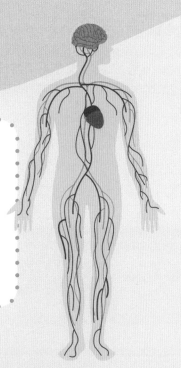

视网膜病变

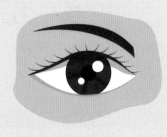

糖尿病患者眼部的各部位均可出现病变，最常见的是导致视网膜水肿、缺血和出血，通常表现为视物模糊，严重时会导致患者失明。

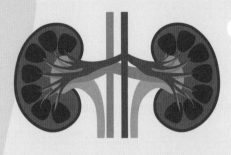

糖尿病肾病

长期高血糖可能损伤肾脏，导致肾功能减退，患者会出现高血压、水肿等症状，部分患者可能出现贫血现象。

糖尿病足

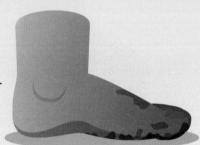

糖尿病足是糖尿病患者下肢血管病变、神经病变和感染共同作用的结果，严重者可致足溃疡，甚至截肢。

感染

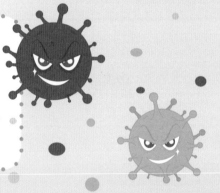

糖尿病患者的免疫功能降低，容易出现皮肤感染、呼吸道感染、尿路感染以及肺炎和肺结核等。

处理原则

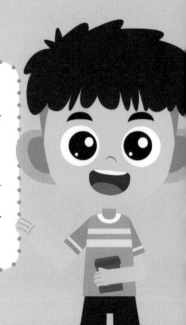

糖尿病属于慢性病，治疗以长期控制血糖为主。

患者主要通过药物、饮食、运动、作息来调节和控制自身的血糖水平，并且要定期监测血糖值、定期到医院复查，保障自己的身体健康。

救助方法

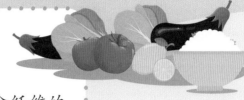

饮食控制

定量、按需摄入主食，多吃富含膳食纤维的食物，可适量吃一些含糖量较低的水果，避免饮酒。

适量运动

通常在餐后1小时后可进行一些简单的有氧运动，如快走、慢跑等。

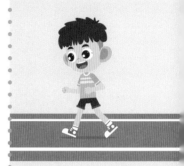

血糖监测

糖尿病患者家中应常备血糖测定仪，定期监测自身的血糖水平。

药物降糖

当患者通过饮食和运动，血糖没有达到正常水平时，需要根据医生的指导使用降糖药控制血糖。

定期复查

血糖稳定的情况下，通常每3个月需要到医院做一次全面体检，实际复查的时间可根据医生的建议进行调整。

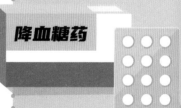

降血糖药

尽快就医

当患者出现食欲减退、心率加快、恶心呕吐、抽搐、昏迷等情况时，立即拨打120急救电话，等待救援。

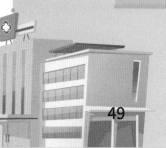

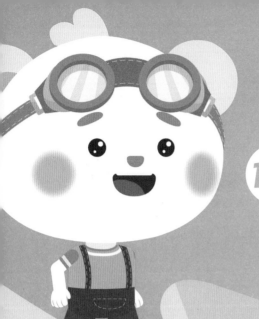

10 远离艾滋病

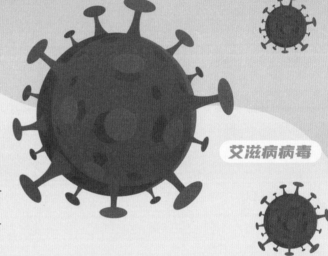

艾滋病病毒

艾滋病，一种危害性极大的传染病，由机体感染艾滋病病毒（HIV）引起。

HIV 会攻击和破环免疫系统中的淋巴细胞，使人体丧失免疫功能，很容易感染各种疾病，并发生恶性肿瘤，最终导致死亡。

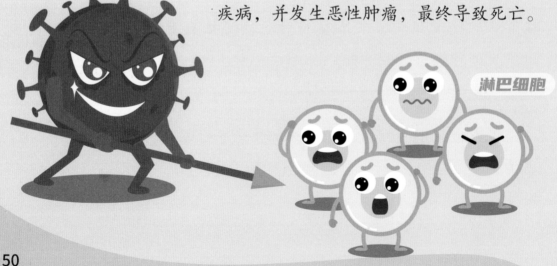

淋巴细胞

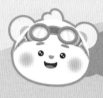
艾滋病的症状

人在感染 HIV 后，最开始的数年至10 余年都可能无任何表现，直到艾滋病发病以后，患者才会出现各种症状。

感染相关症状

人体丧失免疫功能后，不仅常见的感染难以控制，而且会出现一些不典型的病原体感染。

肿瘤相关症状

人体丧失免疫功能后，无法对体内的异常细胞增殖做出正确的应对，导致身体的任何器官都有可能出现肿瘤。

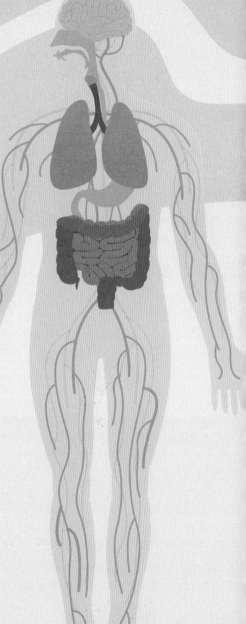

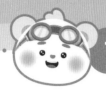

艾滋病的传播途径

　　破损的皮肤或黏膜直接接触到含有 HIV 的体液时，接触者有可能被感染，这种情况称为 HIV 暴露。HIV 主要存在于感染者的血液、羊水、乳汁、精液等体液中，其感染和传播途径主要有三类。

血液传播

　　输入含有 HIV 的血液、使用含有 HIV 的血液制品、与 HIV 感染者共用注射器、纹身器具等。

性接触传播

　　发生不安全的同性、异性和双性性接触等。

母婴传播

　　感染 HIV 的母亲在孕育、生产和母乳喂养时，都可能将 HIV 传播给婴儿。

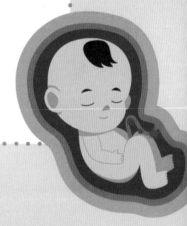

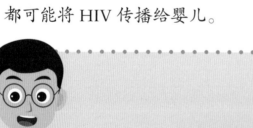

小贴士

　　事实上，HIV 感染者和艾滋病患者均无须隔离治疗，工作和生活中的正常接触，并不会传播 HIV。

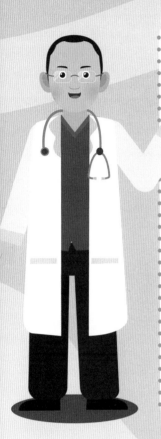

艾滋病的危害

无法治愈

艾滋病目前还没有治愈的方法，一旦感染，只能通过抗病毒治疗，尽可能延长患者的生命。

免疫缺陷

艾滋病会使人体产生严重的免疫缺陷，因此容易导致各种疾病，由于免疫力降低，患病后将更难治愈，最终可导致患者死亡。

社会压力

社会对艾滋病患者的恐惧和歧视，会使患者的家庭、工作、社交等诸多方面都受到限制。

处理原则

艾滋病以预防为主，早发现、早阻断、早治疗，防治各种并发症。

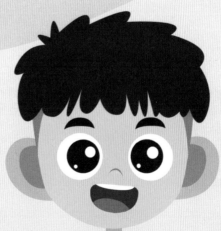

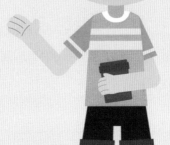

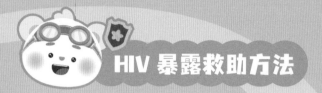

HIV 暴露救助方法

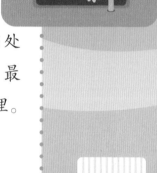

一旦发现可疑 HIV 暴露时，一定要及时采取措施，最大限度地降低被感染的风险。

清理伤口

如不慎被可疑针头刺中，尽可能挤出损伤处的污血，再用肥皂液或流动的清水冲洗伤口，最后用酒精或碘伏对伤口局部进行消毒和包扎处理。

服用艾滋病阻断药

尽可能在 2 小时内服用艾滋病阻断药，最晚不能超过 72 小时，并且需要连续服药 28 天。艾滋病阻断药可到当地疾控中心领取。

艾滋病阻断药

抗体检测

立即进行 HIV 抗体检测，并且在之后的 4 周、8 周、12 周都要再次检测，以确认阻断是否成功。

抗病毒治疗

若阻断失败，则需要长期服用抗 HIV 的药物，最大限度地抑制病毒复制，尽可能维持和重建机体的免疫功能。

HIV 感染者在服用抗病毒药物期间可以正常生活，但一旦出现发热、头晕、脉搏异常等症状，需要立即就医治疗。

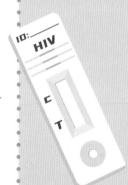

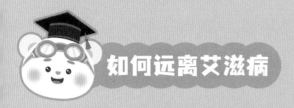

如何远离艾滋病

青少年应该多了解艾滋病的相关知识，做好个人防护，避免HIV感染。

- 避免与他人共用牙刷、剃须刀等私人物品。
- 防止口、眼、鼻等与可疑感染物接触。
- 不使用不洁净的注射器和针头。
- 避免伤口接触HIV感染者的血液。
- 避免发生不安全的性行为，正确使用避孕套等产品。

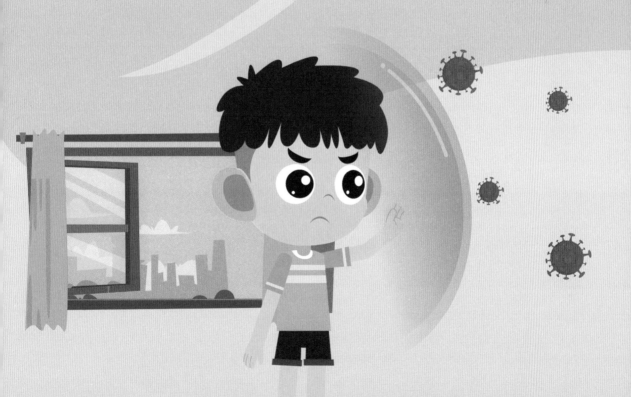